Les Affections du Cœur

sont-elles une contre-indication

à la Cure de Vichy?

PAR LE

Docteur CHARNAUX

Médecin consultant a Vichy

Ancien Interne provⁱᵉ des Hôpitaux de Paris

Médecin de la Cⁱᵉ des Chemins de fer P.-L.-M., a Vichy.

※

CUSSET

IMPRIMERIE BOUCHET

—

1903

Les Affections du Cœur

sont-elles une contre-indication

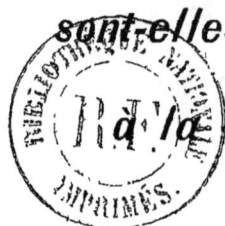

à la Cure de Vichy?

PAR LE

Docteur CHARNAUX

Médecin consultant a Vichy

Ancien Interne provˡᵉ des Hôpitaux de Paris

Médecin de la Cⁱᵉ des Chemins de fer P -L.-M., à Vichy.

※

CUSSET

IMPRIMERIE BOUCHET

—

1903

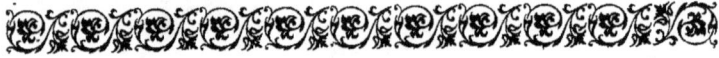

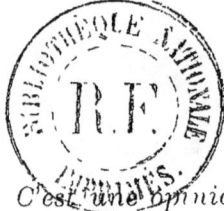

C'est une opinion, généralement admise, que les affections du cœur sont une contre-indication à la cure de Vichy.

Cette idée, ainsi conçue d'une façon générale, ne peut plus avoir cours et doit rejoindre dans l'oubli la légende de la cachexie alcaline.

Doit-on priver, en effet, les malades qui relèvent directement de Vichy, les Hépatiques, les Diabétiques, les Goutteux, les Dyspeptiques ; doit-on les priver d'un traitement héroïque, ou tout au moins éminemment actif, parce qu'ils sont porteurs de lésions cardiaques, souvent bien compensées ?

J'avoue, qu'avec les idées en cours, le praticien devait être très hésitant, et que le plus souvent, il se croyait dans l'obligation d'interdire à ces malades un traitement qui pouvait leur être fatal.

Eh bien, Messieurs, c'est là une conception fausse ! Et, fort de l'expérience de mon père qui exerça près de trente ans la médecine à Vichy, fort d'une pratique personnelle déjà longue, je me crois en droit d'établir les propositions suivantes :

1° — *Beaucoup de cardiaques peuvent, sans préjudice pour leur cœur et au grand bénéfice de leur santé générale, soigner à Vichy leurs maladies tributaires de cette station thermale.*

2° — *Il est certaines affections du cœur dont l'évolution sera heureusement influencée par la cure alcaline : ce sont les affections cardiaques directement associées à la maladie générale, en étant pour ainsi dire un symptôme constant, comme dans la Goutte, le Diabète, les Cirrhoses.*

3° — *Il est d'autres affections du cœur qui peuvent être guéries directement par la cure de Vichy : ce sont les cardiopathies reflexes, qui sont plus fréquentes qu'on ne le croit généralement dans certaines maladies du foie et du tube digestif.*

Ces propositions, nous les formulons d'après une observation clinique de tous les instants, car nous voyons beaucoup de cardiaques. Cette fréquence des affections du cœur à Vichy, s'explique de la façon suivante : c'est que, en dehors même des affections cardio-vasculaires banales, consécutives à des infections comme le rhumatisme, la fièvre typhoïde, nos malades sont *des arthritiques* ; et l'on sait que l'arthritisme est le meilleur terrain pour les cardiopathies.

Aussi qu'observons-nous ?

Dans le **Diabète**, le cœur est très souvent altéré ; chez les Diabétiques débilités, on voit quelquefois de la dilatation simple ; chez les Diabétiques vigoureux et sanguins l'hypertrophie se rencontre souvent, généralement bien tolérée ; chez les Diabétiques obèses, on note presque constamment de la dégénérescence graisseuse et de l'artério-sclerose ; chose curieuse, l'endocardite chronique n'est point rare et se localise de préférence à l'orifice mitral, selon Lecorché ; enfin, d'après Vergely, le diabète serait souvent la cause directe de l'angine de poitrine ; le fait est que nous l'avons plusieurs fois constatée.

Chez les **Goutteux**, les relations sont plus directes encores, car il est universellement reconnu que la

Goutte aime le cœur ; le cœur du goutteux est presque aussi souvent altéré que le rein.

Plus fréquemment c'est parallèlement à la néphrite interstitielle une hypertrophie par myocardite scléreuse ; plus rarement c'est de la dilatation des cavités du cœur, dont les parois, molles et flasques, sont atteintes d'infiltration graisseuse : enfin, toujours ! c'est l'athérome artériel qui est constant chez le goutteux, plus ou moins électif sur les gros troncs artériels, ou sur la circulation périphérique : cet athérome étant très particulièrement précoce, il ne semble point téméraire d'établir là une relation de cause à effet

Et même en dehors des crises d'angine de poitrine provenant de lésions des coronaires et de névrites du plexus cardiaque si fréquentes chez les arthritiques, on observe chez le goutteux, en l'absence de toute lésion, des crises qui offrent, d'après Potain, l'aspect clinique de l'angine névralgique, qui d'après Grasset seraient une localisation directe de la goutte sur le plexus cardiaque, et qui pourraient, d'après Lecorché, alterner avec des manifestations goutteuses pures.

Dans les **Affections Hépatiques** l'étude du cœur est non moins intéressante : c'est l'asthénie cardiaque passagère, chez le simple Ictérique : ce sont dans les maladies des voies biliaires, les troubles reflexes si bien décrits par Potain, qui, par l'excitation du pneumogastrique et reflexe du sympathique pulmonaire, augmentent la pression dans l'artère pulmonaire, amènent la dilatation du cœur droit, l'insuffisance tricuspidienne pouvant aller jusqu'à l'asystolie dans les cas aigus, et dans les cas chroniques aboutir à la dégénérescence du myocarde.

Ce sont aussi dans les affections à longue échéance, les cirrhoses du foie par exemple, des lésions d'artério-sclérose, de myocardite qui procèdent souvent de la même cause que la maladie de la glande hépatique elle-même, et marchent avec elle, parallèlement.

Chez nos simples **Dyspeptiques** même, le cœur peut parler.

En dehors des cas plus rares de troubles réflexes dont le mécanisme est pareil à ceux du foie, et qui retentissent sur le cœur droit, combien fréquemment chez nos dyspeptiques, surtout les névropathes. constatons nous, des troubles nerveux cardiaques allant de la palpitation simple, jusqu'aux crises peu graves, mais si douloureuses et si impressionnantes de la petite angine de poitrine ?

Cette rapide énumération montre à quel point, fréquemment, nous trouvons chez nos malades, d'altérations cardio-vasculaires.

Eh bien, Messieurs, nos *cardiaques*, goutteux, diabétiques, hépatiques, dyspeptiques, supportent en général parfaitement, sans accidents, la cure de Vichy, et même une cure active.

Il faut seulement qu'ils réalisent cette condition :

« C'est que leurs lésions soient bien compensées ».

Cette formule élimine immédiatement toutes les tares cardiaques et vasculaires à leur dernière période : la phase cachectique des artério-scléreux, l'angine de poitrine vraie, les ectasies des gros troncs artériels, et surtout la déchéance, l'insuffisance du cœur et de la circulation périphérique qui se traduisent par les tableaux successifs de l'hyposystolie et de l'asystolie.

J'ajouterai encore qu'il est imprudent aux individus qui ont subi récemment des poussées aigues d'affronter la cure.

En dehors de ces contre-indications générales, je crois que le cardiaque peut venir à Vichy

Et maintenant quel traitement allons-nous lui faire suivre ?... Assurément, ce ne sera pas le traitement des anciens temps, dont l'intensité, véritablement aveugle, a pu créer par ses accidents, bien compréhensibles d'ailleurs, la légende de certaines contre-indications de la cure alcaline.

Ce traitement, chez le cardiaque, ne sera pas aussi intense en général que chez les autres malades.

Sa progression sera extrèmement douce et surveillée de très près.

Nous avons des eaux très légères qu'on pourra tout d'abord prescrire et qui prépareront à l'assimilation des eaux plus fortes sans danger de réaction violente.

Il sera indiqué, dans certains cas, de prolonger la cure pour en obtenir l'entière efficacité.

Le traitement hydrothérapique sera manié avec une extrême prudence : bien administré, il a d'excellents effets sur le cœur et les vaisseaux, en faisant pour ainsi dire de la gymnastique de la circulation.

Pour ma part, je proscris presque toujours la douche froide, souvent le bain alcalin chaud, et je trouve que la douche tiède donne les meilleurs résultats.

Pour faciliter le travail du cœur et des vaisseaux, j'ajoute fréquemment le massage sec ou certains exercices passifs de mécanothérapie.

Telle est, en général, ma méthode pour mes malades cardiaques ; elle m'a toujours donné d'excellents résultats et j'en suis encore à attendre mon premier accident.

Une cure prudente étant ainsi instituée, comment nos cardiaques vont-ils la supporter ?

Chez un assez grand nombre, le cœur n'est pas influencé le moins du monde, quand le traitement a été, je le répète, ce qu'il doit être, extrèmement doux au début et d'une progression parallèle à la tolérance.

Chez d'autres, mais les cas sont plus rares, la cure amène certains troubles fonctionnels variables d'intensité ; ce sont surtout dès phénomènes d'excitation qui se traduisent par de la palpitation simple, de la tachycardie, de l'hypertension, plus rarement de l'arthytmie.

Mais j'ai hâte de dire que ces réactions, lorsqu'elles sont bien surveillées, n'offrent aucun danger, qu'elles n'ont qu'une durée èphémère, et qu'elles cèdent facilement et rapidement à un peu de repos et à la reprise d'un traitement plus léger.

Il n'en est pas de même chez les malades qui, d'eux-mêmes, sans direction médicale courrent les risques d'une cure insensée, et s'exposent à tous les dangers d'une hypertension folle, aux ruptures artérielles, à la précipitation des accidents asystoliques.

Ces effets de la cure sur le système circulatoire sont éminemment variables dans leur facilité d'apparition : chez deux malades à lésions égales, le cœur de l'un peut parler, le cœur de l'autre rester muet.

Cependant il découle de mes observations que, certaines affections cardiaques sont plus sensibles au traitement de Vichy : ce sont surtout les maladies *aortiques* ; celles de la *mitrale* et plus particulièrement l'insuffisance supportent beaucoup mieux la cure hydro-minérale.

J'ai même remarqué que le cœur du Diabétique arthritique jouit, vis à vis de la cure, d'une tolérance remarquable.

Voilà donc ce qui se passe généralement : rien d'extraordinaire, rien d'inquiétant ; le cœur reste indifférent ou réagit légèrement et la cure s'opère avec son ample moisson de résultats pour la santé générale.

Chez d'autres de nos malades : j'ai dit que les altérations cardio-vasculaires font, pour ainsi dire, partie de l'affection générale ; qu'elles en sont un *symptôme* presque constant, comme l'artério-sclérose dans la goutte, les dégénérescences du myocarde dans le Diabète et les Cirrhoses hépatiques.

Dans ces cas, n'est-il pas à *priori*, logique de supposer qu'en arrêtant l'évolution de la maladie générale, on enrayera du même coup la progression des lésions cardio-vasculaires qui leur sont subordonnées ?

Il est de fait que nous avons souvent constaté cette heureuse influence de la cure sur certains de nos malades, et quelquefois même, au point de vue fonctionnel, au cours même du traitement.

Enfin, dans une troisième catégorie de cas, nous avons vu la cure de Vichy guérir complètement certains troubles organiques passagers du cœur, certains phénomènes morbides fonctionnels : je veux parler des altérations reflexes du cœur, de la dilatation du cœur droit, des accidents presque asystoliques chez nos lithiasiques en période de crises ; accidents qui ont disparu pour toujours avec la guérison des coliques hépatiques.

Dans le même ordre d'idée, nous avons observé très souvent chez nos dyspeptiques, des troubles nerveux cardiaques allant jusqu'au syndrome de l'angine de poitrine, qui ont été guéris radicalement par l'amélioration des fonctions digestives.

En résumé et comme conclusions de cette étude rapide je dirai ceci :

CONCLUSIONS

On ne doit plus dire, d'une façon générale, que les affections du cœur sont une contre-indication à la Cure de Vichy.

Oui, elles sont une contre-indication, lorsqu'il y a déséquilibre dans la fonction cardio-vasculaire — dans les maladies du cœur à leur dernière période — dans les cas graves d'artério-sclérose — chez les porteurs d'anévrismes et chez les asystoliques.

Mais le cardiaque dont les lésions sont bien compensées, peut toujours suivre un traitement actif et efficace.

Ce traitement spécial et spécialement surveillé, ne produira sur le cœur (et seulement dans quelque cas) d'autres effets que des phénomènes d'excitation passagère et sans gravité.

Dans certain cas la cure même de Vichy, en arrêtant l'évolution de certaines maladies, comme la Goutte, le Diabète, arrêtera par là même l'évolution des lésions cardiaques secondaires.

Dans d'autres cas, plus heureux encore, la cure de Vichy, en guérissant les maladies causales, pourra guérir complètement les troubles cardiaques reflexes provenant d'affections hépatiques ou gastro-intestinales.

Dr CHARNAUX

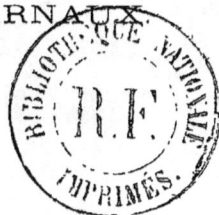

www.ingramcontent.com/pod-product-compliance
Lightning Source LLC
Chambersburg PA
CBHW050452210326
41520CB00019B/6177